RAPPORT

SUR LE

RVICE DE L'ÉVACUATION

DES

MILITAIRES BLESSÉS & MALADES

PRÉSENTÉ

A M. l'Intendant militaire de 1re Classe GÉNIN

PAR

MM. BUCHER DE CHAUVIGNÉ & COLLET

Sous-Intendants Militaires

PARIS

IMPRIMERIE LEFEBVRE, 87-89, PASSAGE DU CAIRE.

1875

Lettre écrite à M. B. DE CHAUVIGNÉ, le 11 Avril 1873,
par M. le Comte DE FLAVIGNY,
Président de la Société de secours aux Blessés.

« Je vous remercie, Monsieur, de n'avoir pas oublié mon désir de vous relire. Cette seconde lecture m'a bien convaincu que ce Mémoire était ce que j'ai lu de plus pratique, de plus judicieux, sur une question où l'Intendance, aidée par la Société de secours, peut faire un bien immense.

« Je serai très-heureux de causer avec vous....., etc.

« Comte DE FLAVIGNY. »

RAPPORT

SUR LE

SERVICE DE L'ÉVACUATION DES MILITAIRES

BLESSÉS OU MALADES

A LYON ET EN FRANCE

1870

MONSIEUR L'INTENDANT,

Depuis le 2 février jusqu'au 1er avril 1870, 20,000 militaires malades environ sont passés à Lyon entre nos mains (1).

Notre service a consisté à recevoir, trier, soigner, désarmer et nourrir tout ce monde, dont nous nous sommes efforcés, en outre, de tenir écritures régulières.

La grande difficulté a été de mettre de l'ordre au milieu de tant d'hommes endoloris, et généralement indisciplinés; cette difficulté s'accroît par la nécessité d'opérer promptement, car une évacuation pousse l'autre, et le temps manque plus encore que les moyens d'exécution.

Nous pouvons dire qu'à Lyon nous avons obtenu des résultats exceptionnellement satisfaisants, grâce à un concours de circonstances favorables dont les deux principales ont été certainement l'accord constant des diverses administrations concourant à l'œuvre commune, et le bienveillant appui que nous avons trouvé dans nos chefs, vis-à-vis les exigences répétées d'un service qui se modifiait chaque jour en s'améliorant.

Il est regrettable seulement, là comme ailleurs, qu'on n'ait pas

---

(1) Pendant ce temps, 17,540 malades, en destination de Lyon, ont été enregistrés sur nos livres; ce qui augmente ce chiffre, c'est qu'un certain nombre d'évacués, dirigés sur d'autres points, ne se sont arrêtés parmi nous que le temps de prendre un repas; nous n'avions pas à nous occuper autrement d'eux, puisqu'ils appartenaient à un centre d'évacuation.

créé, dès le début de la guerre, dans les gares, les installations hospitalières disposées depuis à la hâte et sous l'empire de la nécessité.

Quelque parti qu'on ait tiré à Lyon des emplacements obtenus, nous les eussions désirés plus isolés, plus vastes et mieux aménagés ; l'espace et la bonne disposition du local sont deux conditions indispensables de l'ordre.

Les deux gares de Perrache et des Brotteaux ont été affectées à la réception de nos malades.

La première, par sa situation au centre de la ville, était appelée à devenir le foyer principal de nos opérations.

La Société de secours aux blessés et l'Intendance militaire se sont entendus pour disposer les locaux concédés dans cette gare par l'administration du chemin de fer.

Cette distribution, ainsi que le système de fonctionnement adopté par nous, ont été plusieurs fois proposés aux Sociétés de secours, et de plus signalés par l'inspecteur de ligne d'évacuation au Ministre de la Guerre comme pouvant servir de modèle aux établissements du même genre.

Nous croyons en conséquence devoir les exposer ici :

Une vaste salle d'attente donnant sur la voie et pourvue de bancs, reçoit tous les malades à leur sortie du wagon.

Au centre, se trouve le cabinet du médecin, qui communique par plusieurs portes avec les différentes salles affectées aux arrivants.

Ceux-ci, maintenus et dirigés par les infirmiers, passent un à un la visite.

Lors de cette première visite, ils sont divisés en quatre catégories :

1° Les malades devant rester à Lyon.

2° Les malades pouvant continuer leur route, à proprement parler, les évacués.

3° Les convalescents ayant droit à un congé dans leur famille.

4° Les hommes à renvoyer à leur dépôt.

Chacun de ces hommes, en même temps qu'il est inscrit, reçoit un ticket d'une couleur particulière répondant à la catégorie dans laquelle il a été rangé, et après le repas pris en commun, sur la présentation de ce ticket, on le conduira dans la salle destinée à sa catégorie.

Cet emploi des tickets est commode et empêche toute confusion ; il n'exige de la part des infirmiers, pour être pratiqué exactement, qu'une très-courte étude.

C'est le moment de dire, à propos des infirmiers, dont nous

reparlerons bientôt, qu'il est à désirer qu'ils soient sédentaires aux
ambulances.

L'exécution de notre système, et au surplus de tout système,
demande une certaine habitude, et il est difficile d'obtenir la régularité avec des hommes qui se renouvellent chaque jour et auxquels
on est obligé de donner à la hâte des instructions incomplètes.

Les malades de la première catégorie, désignés d'une manière
large pour rester à Lyon, donnent lieu à un nouvel examen.

S'ils n'ont besoin que d'un repos de quelques jours, on les con-
serve dans une ambulance attenant à la gare.

Si le séjour doit être prolongé, on les adresse aux ambulances de
la ville.

S'ils sont épidémiques, on les envoie à l'hôpital.

Les hommes de la deuxième catégorie, c'est-à-dire les hommes à
évacuer, sont toujours les plus nombreux.

C'est généralement le lendemain de leur arrivée, c'est-à-dire
après vingt-quatre heures de repos, qu'on procède à leur départ.

La liste en est dressée et remise aux chefs de convoi qui sont
ou des médecins ou des sous-officiers d'infirmiers, quand le nombre
des évacués ne comporte pas un médecin. Les convois sont en outre
accompagnés par des infirmiers dans la proportion de deux pour
cent malades. Ceux-ci, à leur sortie du réfectoire, sont appelés et
disposés sur deux rangs en regard du train.

On les fait monter par groupe de huit dans les voitures qui ont
été retenues à l'avance, et dans lesquelles on a déposé quelques
bidons de tisane, des couvertures, de la paille même dans les grands
froids, et des vases de nuit pour les compartiments réservés aux
dyssentériques.

En même temps que le train part, des télégrammes sont
adressés aux stations importantes du parcours et au lieu d'arrivée ; là, pour qu'on prépare des ravitaillements au passage, ici,
pour qu'on se mette en mesure de recevoir les arrivants ; à ce der-
nier effet, nous entretenions une correspondance télégraphique quoti-
dienne avec les différentes places de la ligne d'évacuation, et chacune
d'elles nous faisait régulièrement connaître le nombre des lits qu'elle
pouvait mettre à notre disposition.

Les hommes des troisième et quatrième catégories, c'est-à-dire
ceux à envoyer en convalescence ou à diriger sur leur dépôt, ont
donné lieu à une innovation qui a été un utile complément de notre
service : les rues de Lyon offraient le triste spectacle d'une foule
d'estropiés, de malades et de traînards, attendant, souvent pendant
plusieurs jours, leurs pièces ou leur argent devant les bureaux de

l'intendance des passages et devant ceux de la trésorerie générale. Les places et les cabarets de la ville étaient principalement encombrés de ces malheureux dont les plaintes étaient trop facilement acceptées par les habitants et ont trouvé plusieurs fois un écho jusque dans la presse.

Cet état de choses n'a pas existé seulement à Lyon ; il s'est produit à Blois, à Vendôme, à Tours, au Mans et dans toutes les villes situées dans le voisinage des armées.

Pour couper court à cette situation fâcheuse, M. l'Intendant divisionnaire a autorisé, à la gare, la création d'un bureau de marche auquel M. le Trésorier du département du Rhône a adjoint un payeur, chargé de solder, sur place, les mandats d'indemnité.

En même temps, le général nous autorisait à accorder des convalescences de quinze jours, sous la garantie de la signature du médecin de l'ambulance et avec celle du capitaine de service à la gare.

Nos hommes n'avaient donc plus à aller en ville pour faire établir leurs pièces et toucher leur argent.

Sortant des hôpitaux, convalescents ou affaiblis par la maladie, ils n'avaient pas à supporter un stationnement, souvent fort long, par ce temps d'encombrement général, et offrant pour eux des dangers de plus d'une nature.

Nourris, chauffés, soignés dans nos salles, ils ne les quittaient que pour monter en chemin de fer.

Le bureau de l'intendance de la gare, outre le personnel destiné au travail des feuilles de route, renfermait un certain nombre de commis attachés au service de l'évacuation.

Les registres des entrées et des sorties, les mutations des hommes restés entre nos mains (entrées, sorties et mutations montaient au nombre de 800 par jour environ), les situations journalières, la correspondance avec les ambulances, les dépêches télégraphiques, etc....., telles étaient les fonctions multiples dévolues aux commis à l'évacuation.

L'un d'eux était spécialement chargé de répondre aux familles qui venaient chercher des nouvelles de leurs enfants malades, dont elles avaient perdu la trace.

Nous croyons qu'il y a là un des objets les plus recommandables et les plus intéressants, quoiqu'un des plus négligés généralement, dans l'organisation que nous étudions. C'est en quelque sorte une dette de l'administration vis-à-vis les familles que de leur fournir des renseignements aussi précieux pour elles, et nous avons toujours regardé comme un devoir, d'apporter nos meilleurs soins à l'enregistrement régulier des malades. Malheureusement, l'encombrement produit par les grandes évacuations, l'insuffisance du personnel et des locaux, raisons qui ont sans doute empêché ailleurs qu'on entreprît cette lourde tâche, ont été cause qu'un certain nombre d'hommes nous ont échappé. — Nos employés fonctionnaient jour et nuit, les malades venant à toute heure, et ceux de Suisse arrivant plus particulièrement la nuit.

Avec les salles de repos destinées aux évacués et les dortoirs réservés aux malades, notre installation comprenait plusieurs annexes importants : la cuisine, le réfectoire, les salles de pansement, les cabinets d'aisances bien aménagés et fortement aérés, ce qui doit être partout l'objet d'un soin particulier, une petite cour pourvue de bassins d'eau. — Nous eussions désiré qu'il existât aussi des bassins dans les salles, avec des robinets d'eau chaude et d'eau froide.

Le réfectoire contenait 200 places environ ; il était desservi par deux sœurs, un cuisinier et cinq aides. La moyenne des repas était de 600 par 24 heures ; ils se sont élevés jusqu'à 1800, dans une même journée. Le régime y était excellent ; un potage gras ordinairement bien fait, un morceau de bœuf de premier choix, une tranche de saucisson, du riz ou des pruneaux, du fromage, et deux verres de vin par chaque convive.

Nous devons, ici, rendre un éclatant hommage à la Société lyonnaise de secours aux blessés, qui a constamment nourri nos malades et même nos employés, sans jamais vouloir entendre parler d'indemnité d'aucune sorte.

La générosité inépuisable des Lyonnais y a pourvu, grâce sans doute à la confiance qu'inspiraient les trois administrateurs distingués qui étaient à la tête des ambulances de la gare (1).

Dans les autres centres d'évacuation, où l'Internationale remplissait le même office, l'administration militaire lui allouait par homme et par repas une somme qui variait de 25 à 50 centimes. C'est là, croyons-nous, un excellent principe ; l'administration se débarrasse ainsi d'une lourde responsabilité, et l'ordinaire du soldat malade se trouve notablement amélioré.

Ce système devrait même s'étendre aux distributions de vêtements. Tous les Comités ne peuvent pas, comme celui de Lyon, pourvoir gratuitement à tous les besoins des malades. Nous avons souvent vu, en d'autres endroits, les chemises et les chaussons faire défaut. Rien n'est cependant plus utile, à tous les points de vue, que

____

(1) MM. Perret, Piaton et Desgeorges.

de procurer du linge blanc et des chaussures commodes à des hommes
habituellement couverts de vermine et dont beaucoup souffrent des
pieds. Avec une indemnité modeste, les Sociétés de secours aux
blessés se chargeraient partout de fournir à nos hommes ce soulage-
ment si important. Cette intervention incessante et utile des Sociétés
de secours crée entre elles et l'Intendance militaire des rapports
quotidiens, et, qu'on nous permette de le dire, avec des bouches beaucoup plus autorisées que les nôtres, nous rencontrons ici, une lacune
importante. — Ces rapports n'ont pas été suffisamment réglementés.
Si, en beaucoup d'endroits, comme à Lyon, l'entente s'est établie sans
effort, grâce à l'excellent esprit des administrateurs délégués, ailleurs des conflits se sont élevés, des difficultés se sont produites.

Nous avons vu des Sociétés locales, inconscientes des intérêts
militaires, disperser leurs malades de telle sorte que le rapatriement
au corps devenait extrêmement difficile ; beaucoup d'hommes placés
de cette sorte dans des familles particulières, sans même qu'on en
ait pris note, y sont restés, à la faveur d'une hospitalité trop bien-
veillante, jusqu'à la fin de la campagne. Ailleurs encore, dans des
localités voisines de la guerre, où les places manquaient pour
recevoir le grand nombre de blessés qui y arrivaient chaque jour,
des ambulances, échappant également au contrôle de l'administration, refusaient des hommes gravement atteints pour conserver
jusqu'à complète guérison des convalescents qui eussent pu être
évacués sur d'autres places.

Il serait trop long d'énumérer ce qui peut devenir une cause de
trouble ou d'embarras.

En thèse générale, on comprendra qu'il ne soit pas possible d'ar-
river à une bonne organisation sans une direction unique et uniforme.

Sans doute, il faut se garder d'entamer l'indépendance nécessaire
des Sociétés de secours, qui perdraient à l'attache gouvernementale
une partie de leurs forces et de leurs ressources.

Mais nous croyons facile d'éviter la confusion et de concilier
tous les intérêts par une sage délimitation d'attributions, et certainement l'attention du Gouvernement sera appelée sur ce point par
le développement imprévu et magnifique de ces Sociétés et par les
services considérables qu'elles sont encore appelées à rendre.

Revenons à la gare de Perrache et aux quelques divisions qu'il
nous reste à parcourir : les salles de pansement sont situées natu-
rellement près des dortoirs ; chacune d'elles peut contenir deux ou
trois malades. Nous recommandons cette disposition préférablement
à une chambre commune ; il se présente effectivement certaines opé-

rations délicates, certains détails pénibles pour lesquels le médecin et le malade se trouveront bien d'être isolés.

Une salle d'attente spéciale est consacrée aux varioleux ; on leur a également réservé une des voitures mises à notre disposition par le train des équipages, notre constante préoccupation étant de séparer les épidémiques. Nous avons remarqué à ce sujet que trop souvent des congés de convalescence étaient accordés dans les hôpitaux à des hommes de cette catégorie, pendant cette période de la maladie où les pellicules sèchent et tombent. On s'expose ainsi à faire voyager la contagion et à la répandre dans les familles.

Le dimanche, par un usage que nous avons trouvé établi, le public était admis à visiter l'ambulance.

Nous n'avons jamais eu le moindre incident à regretter pendant ces longs défilés, qui comprenaient parfois jusqu'à 3,000 personnes, et nous sommes convaincus même que cette coutume hospitalière contribuait à entretenir à notre égard les bonnes dispositions des Lyonnais qui sont, on le sait, impressionnables en même temps que généreux.

Les ambulances étaient au nombre de 58 dans la ville et dans la banlieue, plusieurs fort importantes, presque toutes bien tenues. Les directeurs nous mettaient régulièrement au courant des places disponibles et nous adressaient chaque jour les hommes que le médecin inspecteur désignait pour être évacués, envoyés à leur dépôt ou en convalescence. Nous partagions à notre tour, entre elles, les malades de la première catégorie qui leur étaient destinés.

Pour diriger utilement cette distribution, nous avions pris soigneusement connaissance de leurs ressources, de leur situation, de leur personnel médical. Parfois, nous faisions passer des malades d'une ambulance dans une autre, tel établissement pourvu d'un jardin par exemple convenant mieux à un convalescent, tandis que tel autre, en ville, possédant un médecin à demeure, était mieux placé pour recevoir un homme dans le fort de la maladie.

Nous ne pouvons parler des médecins sans constater le dévouement et la régularité de ceux de la gare de Perrache. Les chefs de service y ont tenu à honneur de payer chaque jour de leur personne. Nous avons trop souvent vu ailleurs, abandonnés à eux-mêmes, de jeunes sous-aides dont le zèle ne suffisait pas toujours à couvrir l'inexpérience.

Quant aux infirmiers, nous indiquerions d'importantes réformes à apporter dans leur organisation.

Beaucoup d'entre eux ont été recrutés parmi des jeunes gens qui, par goût ou par raison de santé, cherchaient à échapper aux dangers de la bataille ou aux fatigues de la marche. Aussi, avons-nous trouvé chez le petit nombre les qualités et les ressources qu'eussent exigées les fonctions souvent délicates, toujours fatigantes, qui leur sont confiées.

On s'est préoccupé, avant tout, de former des panseurs, et on trouve en effet quelques infirmiers, dits de visite, qui peuvent seconder le médecin dans le soin d'une blessure. On en trouve peu ou point sachant faire le nécessaire vis-à-vis d'une fièvre typhoïde ou d'une fluxion de poitrine, qui sont cependant les accidents les plus communs.

On néglige trop aussi à leur égard les mesures hygiéniques conseillées par les circonstances, telles que l'usage obligé, et sur la peau, de ceintures de flanelle; le renouvellement fréquent du linge, les ablutions d'eau phéniquée pour ceux qui soignent les épidémiques, et pour tous une distribution de café noir plusieurs fois par jour, et surtout le matin avant d'entrer dans les salles (1).

Nous demanderions aussi pour eux une nourriture plus succulente que celle de l'ordinaire. Enfin, qu'on nous permette d'ajouter que leur nombre est trop restreint.

Il est impossible d'organiser un bon service sans un personnel nombreux.

Nous en prendrons pour exemple les hôpitaux militaires, et particulièrement celui de Lyon, qui offrait une situation moyenne de 600 malades desservis par plus de 200 infirmiers et 20 sœurs.

Les ambulances des gares qui avaient souvent le double de malades, auxquelles le renouvellement incessant de leurs habitants occasionnait un travail d'écritures et de surveillance plus considérable qu'à tel hôpital que ce soit, n'avaient à leur disposition qu'une trentaine d'infirmiers et quatre sœurs. Il est vrai que ces quatre sœurs, appartenant à l'ordre de St-Charles, modèles d'abnégation et de charité, chargées des travaux les plus pénibles, debout tout le jour et la plus grande partie des nuits, étonnaient les plus robustes d'entre nous, par leur infatigable courage. Nous ne pouvions manquer de leur payer ici le tribut de notre admiration et de notre reconnaissance.

---

(1) Nous citerons ce fait, comme preuve des fatigues et des influences insalubres que subissent les employés au service de l'évacuation : sur huit hommes parfaitement valides qui nous ont suivi pendant cinq mois, et qui ont constamment vécu au milieu des ambulances, six sont tombés gravement malades.

En regard de ce personnel restreint, qu'on veuille considérer que toutes les difficultés sont accrues dans une installation provisoire comme la nôtre ; les employés notamment étant moins exercés, moins rompus que dans un service régulier, il faut souvent plus de monde pour faire moins de besogne.

La gare des Brotteaux présentait à peu près la même distribution que celle de Perrache ; toutefois, l'étendue et l'isolement des locaux facilitaient singulièrement nos opérations, et nous avons regretté plus d'une fois, au milieu de l'encombrement incessant de Perrache, que la situation de cette gare nous ait obligé à y tenir notre principal établissement.

Nous disposions de 800 lits à peu près aux Brotteaux, et nous y effectuions toutes les évacuations qui comprenaient plus de 300 hommes.

Parmi les malades reçus dans ces deux gares, l'affection la plus fréquente que nous ayons rencontrée a été incontestablement la bronchite ; elle atteint cette année une intensité exceptionnelle et a même revêtu un caractère épidémique, selon l'opinion des médecins.

Celles que nous avons eu le plus souvent l'occasion de noter ensuite, sont : la variole, la dyssenterie, la fièvre typhoïde, l'angine et la congélation des pieds.

Il ne nous reste plus, Monsieur l'Intendant, qu'à vous soumettre quelques considérations au sujet de ce que nous appellerons la topographie de l'évacuation.

Précédemment, M. l'Intendant général Requier, dans une suite de remarquables circulaires, qui contiennent en substance tout ce qui a été depuis mis en pratique, avait partagé la France en deux régions, se conformant ainsi, excellemment selon nous, au nombre et à la position de nos armées.

Ces deux régions se divisaient, chacune, en quatre lignes principales, qui, elles-mêmes, se subdivisaient en plusieurs lignes secondaires. Dans les derniers temps, on a admis six lignes d'évacuation, répondant aux six réseaux les plus importants de chemins de fer.

Pour la formation, l'attribution et la direction de ces lignes, nous estimons qu'il faut avant tout tenir compte de deux points capitaux dans la carte de l'évacuation :

Le point producteur et le point concentrateur, et que c'est au point concentrateur d'une armée que doivent aboutir efficacement toutes les lignes d'une même région.

Nous allons expliquer ce que nous entendons par le point producteur et le point concentrateur. Le point producteur est le centre même des opérations militaires ; il se déplace à chaque instant, selon le sort des batailles et les marches des troupes. Les établissements destinés à recevoir les blessés et malades qui s'y produisent ont donc un caractère essentiellement provisoire. Ce seront le plus souvent des maisons particulières, converties en ambulances par les soins du corps ou des autorités territoriales. Cette organisation ayant échappé à notre service, nous n'avons pas à nous étendre sur ses moyens d'action ; nous dirons seulement que la grande préoccupation de ceux à qui elle appartient doit être de se débarrasser au plus vite des malades, au profit du point concentrateur. Il importe donc que des moyens de transport rapides et nombreux soient mis à tous moments à leur disposition ; il faut notamment obliger les Compagnies des chemins de fer qu'on avoisine à faire stationner aux gares les plus proches un nombre déterminé de wagons, toujours prêts à partir ; nous avons perdu un certain nombre de malades, dans l'Ouest, pour avoir négligé parfois cette indispensable précaution. Tout le monde sait qu'il faut aussi ménager de grands amas de paille, soit à ces stations, soit aux lieux intermédiaires, la paille étant ce qu'il y a de plus nécessaire pour des blessés après les objets de pansement.

Des derrières de l'armée, tous les malades sont donc envoyés au point concentrateur ; cette place doit être choisie parmi celles qui se trouvent à portée des différentes concentrations de troupes dans une même région.

C'est là que doit se faire le grand travail du triage et de la répartition.

C'est là, en conséquence, que doivent se réunir toutes les ressources hospitalières, de vastes installations à la gare et dans la ville, un personnel nombreux et expérimenté, un service chirurgical, des magasins de vêtements, tous les genres de secours, enfin, nécessaires à une grande agglomération de malades.

Là aussi, doivent aboutir tous les télégrammes portant indication des lits disponibles et provenant des lignes d'évacuation affectées au corps d'armée qu'il s'agit de desservir.

En effet, c'est, à notre avis, une erreur que de charger le point de départ, c'est-à-dire le point producteur, de fixer la destination définitive du malade, comme cela s'est presque constamment pratiqué.

Les fonctionnaires de l'armée active sont mal placés pour recevoir les communications qui leur arrivent difficilement et incomplètement, et ils s'exposeront souvent à faire double emploi, en dirigeant des évacuations de deux points différents dans un même lieu.

De plus, un examen minutieux est difficile en campagne, et on ne peut guère déterminer immédiatement la longueur de la route que pourront supporter des hommes qui viennent d'être atteints ; d'autres n'ont besoin que de quelques jours de repos, qu'il serait fâcheux d'envoyer à des distances trop éloignées de leurs corps.

Ce triage ne peut se faire exactement qu'au point concentrateur où l'on organise à loisir les convois, qu'on pourvoiera en outre du matériel et du personnel utiles, qu'on a pas toujours sous la main à la suite des armées.

On peut dire encore que les divisions s'y opérant sur un plus grand nombre d'hommes, on formera plus facilement des groupes, suivant la nature des climats et des maladies.

Enfin, c'est au point concentrateur qu'on peut mieux organiser et suivre l'évacuation successive si recommandée, si profitable, mais qui exige des relations non interrompues entre le lieu d'envoi et les places qui se déchargent continuellement les unes sur les autres.

Nous avons déjà dit que c'est surtout aux points concentrateurs que de vastes installations doivent être créées dans les gares.

Les rotondes, les magasins, les remises à wagons seront très-convenablement appropriés à cet usage.

On les supplée ou on les complète par des baraquements.

C'est une question fort controversée et que nous avons entendu discuter en sens inverse devant M. l'Intendant en chef de l'armée de la Loire, que savoir si le système des constructions en planches doit être adopté d'une manière générale. Notre opinion et celle de ceux qui ont vécu sous le baraquement est pour l'affirmative.

Quand les planches sont soigneusement rapprochées, quand on a le soin d'y ajouter des couvre-joints, quand on emploie des appareils de chauffage suffisants, on peut toujours défier le froid ; d'ailleurs, une campagne d'hiver est l'exception.

On a le grand avantage de pouvoir diviser son local selon les exigences d'un service dont, nous ne saurions trop le répéter, le premier besoin comme la principale difficulté est d'obtenir de l'ordre et de pouvoir le remanier aisément, si de nouvelles dispositions deviennent nécessaires.

Enfin, et c'est la loi absolue en Amérique, on n'hésitera pas à brûler les parties qui ont été infectées par l'épidémie, et il serait même utile, pour cette cause, que les épidémiques fussent toujours baraqués.

C'est aussi le système américain que nous recommanderions pour l'établissement de ces constructions : de la hauteur, de larges tuyaux d'absorption et une ventilation puissante, non–seulement par en haut, mais surtout par en bas, au–dessous des planchers.

Parmi les baraquements heureusement disposés que nous avons visités, nous signalerons, en première ligne, celui d'Angers, quoique construit dans des proportions trop réduites et pourvu de lits de camp dans toute sa longueur, ce qui, à notre avis, offre de sérieux inconvénients pour la visite du médecin et les soins à donner aux malades qu'on est obligé de déranger dans ces deux cas. A part ce détail, l'organisation de l'ambulance angevine était admirablement comprise ; le local restreint dont elle disposait, distribué avec une entente qui en doublait l'étendue, les salles tenues dans un état de propreté remarquable et que nous avons bien des fois regretté de ne pas rencontrer ailleurs, l'inscription, la visite et la distribution des malades s'effectuant avec une régularité, un ordre et une promptitude sans égales. C'est tout dire au surplus que citer les noms de MM. Beulé, baron Le Gay et Toutain, qui en étaient les administrateurs principaux.

A Niort également, nous avons remarqué une installation fort bien entendue, quoique offrant un caractère plus provisoire que celle d'Angers et manquant de ces immenses ressources qui faisaient de celle-ci une ambulance type. Il existait aussi à Niort un lit de camp recouvert d'une épaisse couche de paille fraîche, ce que nous préférons, pour notre part, à titre provisoire bien entendu, à des paillasses aplaties ou à des matelas infectés.

Par contre, dans certains endroits de passage importants, les secours étaient insuffisants ou faisaient même tout à fait défaut.

C'est ainsi à Tarascon, point de bifurcation pour plusieurs grandes lignes, l'organisation hospitalière de la gare était loin d'être en rapport avec les nombreux malades qui étaient obligés d'y stationner chaque jour.

Tout ceci nous amène, Monsieur l'Intendant, à vous présenter, en forme de conclusions, ces dernières observations :

Le service de l'évacuation, en France, a donné lieu à des manifestations considérables.

Des merveilles d'abnégation, de générosité et même d'organisation partielle se sont produites.

Ce qui a fait défaut, c'est l'organisation générale.

C'est la cohésion.

C'est l'unité d'action et de direction.

Cette direction, selon nous, doit provenir de l'administration militaire et se proposer les buts suivants :

Rallier tous les efforts de l'initiative privée.

Les provoquer là où ils manquent.

Les coordonner avec l'action et les ressources administratives.

Signaler les meilleurs systèmes et les améliorations susceptibles d'être répandues et appliquées.

Sauvegarder les intérêts supérieurs de la discipline et du service, qui ne doivent céder devant aucune considération charitable.

Créer enfin un vaste ensemble homogène de tous les éléments qui concourent à l'œuvre commune.

En entreprenant cette étude, Monsieur l'Intendant, nous vous avons obéi.

C'est vous qui, pendant le cours de ces travaux, nous avez conseillés, dirigés, soutenus avec une sollicitude qui ne s'est jamais démentie. Nous conserverons un souvenir profond de la bienveillance que vous nous avez témoignée.

Veuillez agréer l'assurance de nos sentiments les plus respectueux.

A. Bucher de Chauvigné.
Et. Collet.

Le 18 avril 1871.

Monsieur l'Intendant militaire de 1re classe, Génin.

Lettre écrite le 30 Mars 1871
à MM. BUCHER DE CHAUVIGNÉ et COLLET
par M. l'Intendant militaire GÉNIN.

Monsieur le Sous-Intendant,

..... J'ai été à même d'apprécier, pendant les trois mois que vous avez été chargé du service des évacuations de malades à Lyon, tout le dévouement, toute la sollicitude que vous avez apportés dans ce service pénible et difficile, avec autant de tact que d'habileté, et je suis heureux de vous le témoigner hautement.

Recevez, etc.

Génin.

Lettre écrite le 5 Avril 1871
à MM. BUCHER DE CHAUVIGNÉ et COLLET
par MM. les Administrateurs des Ambulances de Lyon.

MESSIEURS,

Nous regrettons vivement de ne pas nous être trouvés à l'ambulance lorsque vous avez pris la peine de venir nous faire vos adieux. Nous regrettons surtout de n'avoir pu vous dire combien nous avons été heureux des relations qui se sont établies entre nous, et que nous n'hésiterions pas à qualifier de trop courtes si elles ne s'étaient pas créées à l'occasion de circonstances à jamais déplorables.

Mais, est-ce bien à nous à prendre la parole et à vous féliciter de la distinction avec laquelle vous avez rempli vos difficiles fonctions? N'est-ce pas plutôt aux vingt mille soldats que vous avez reçus avec une bienveillance et une sollicitude accomplies, auxquels vous avez donné vos soins, sans compter vos jours et vos nuits, qu'il appartient de dire tout ce que vous avez fait à la gare de Perrache?

Permettez-nous, à titre de témoins, d'être leur interprète et de vous offrir l'expression de leur reconnaissance pour les soins que vous leur avez prodigués, pour l'ordre que vous avez apporté dans l'arrivée et le départ des trains, et aussi pour l'empressement que vous avez mis, avec un personnel insuffisant, à faire fonctionner tous les services.

Vous laissez ici, Messieurs, soyez-en sûrs, les meilleurs souvenirs. Puissiez-vous, en nous quittant, être animés à notre égard des mêmes sentiments.

Veuillez agréer....., etc.

PERRET, Directeur des Ambulances de la Gare.
DESGEORGES, Délégué de la Société internationale de secours aux Blessés.
PIATON, Administrateur des Hospices.

Paris.—Imp. LEFEBVRE, Pass. du Caire, 87-89.